RAPPORT

SUR

L'AMÉLIORATION DE LA SOURCE DE FAINS

PRÉSENTÉ A LA COMMISSION TECHNIQUE

ET MÉDICALE DES EAUX

PAR

Le Dr FICATIER

MÉDECIN DES ÉPIDÉMIES

Secrétaire de la Commission

1900

RAPPORT

SUR

L'AMÉLIORATION DE LA SOURCE DE FAINS

PRÉSENTÉ A LA COMMISSION TECHNIQUE

ET MÉDICALE DES EAUX

PAR

Le Dr FICATIER

MÉDECIN DES ÉPIDÉMIES

Secrétaire de la Commission

1900

COMMISSION TECHNIQUE ET MÉDICALE

DES EAUX DE FAINS

Séance du 9 août 1900.

PROCÈS-VERBAL, RAPPORT ET CONCLUSIONS

Étaient présents : MM. PERNET, maire ; BALA ; Ch. COLLIN ; FICATIER ; KUSS ; MERCERON et VIARD.

Absent : M. DEMOGET.

M. Ficatier fait fonctions de secrétaire.

Le procès-verbal de la dernière séance est lu et adopté.

La délégation présente le compte-rendu des expériences faites le 25 juillet dernier dans la grotte de Combles. Il résulte de cette visite qu'il n'y a aucun parti à tirer de ces grottes pour l'amélioration de la distribution d'eaux potables dans la ville de Bar-le-Duc, ni rien à craindre d'elles au point de vue de leur contamination, car elles ne contiennent ni lac, ni ruisseau souterrain. Ainsi s'évanouit une légende.

L'inventaire des sources du bassin de l'Ornain entre Gondrecourt et Bar le-Duc est déposé par M. Kuss ; ce travail détaillé a été dressé par le service des Ponts et Chaussées : il est à désirer qu'il soit publié in-extenso.

Si l'on voulait abandonner la source de Fains le problème consisterait à trouver une autre source assez puissante pour donner, pendant les plus basses eaux, 30 litres à la seconde au minimum ; une source moins importante ne pourrait servir à l'alimentation de la ville, car il est indispensable d'attribuer à la population au moins 125 litres par jour et par habitant. En fait, avec la source de Fains, qui débite dans les années les plus sèches 45 litres à la seconde, (sur lesquels 5 sont attribués à l'asile d'aliénés), la Ville dispose, déduction faite du volume d'eau réservé au village de Fains, de 2 448 mètres cubes par jour, soit 136 litres par habitant.

Sur les 38 sources, quelque peu dignes d'attention de la rive gauche, une seule, la source du Vaucheron serait à même de fournir le volume nécessaire. A l'étiage, elle donne en effet 200 litres ; en temps ordinaire 300 litres. Mais, d'abord, elle est à Gondrecourt, c'est-à-dire à 44 kilomètres d'ici, ensuite tout le volume d'eau est utilisé par les usines de l'Ornain. Il faudrait donc non seulement acheter cette source (ce qui ne serait peut-être pas facile) mais encore indemniser les usines dépossédées d'une partie de leur force motrice, sans parler des frais énormes d'une canalisation de 44 kilomètres, plus d'un million de francs ! on a d'ailleurs des doutes sérieux sur la pureté de cette eau qui n'a pu être encore analysée. Mais cela est-il bien nécessaire ? Tout autour il y a des villages, donc des dangers certains de pollution. Il y a tout lieu également de croire (et ce serait très vraisemblablement démontré par une expérience à la fluorescéine) que le Vaucheron n'est autre chose qu'une réapparition de la Maldite. D'ailleurs, avant de se décider à capter la source, il serait indispensable de posséder des analyses nombreuses de cette eau et, pendant plus d'une année, il faudrait rechercher attentivement toutes les causes de contamination possible dans le voisinage. Dans nos contrées, en raison même de la constitution géologique du sol, cela est de toute nécessité. Si donc on adoptait l'idée (plutôt théorique que pratique) de dériver le Vaucheron, nous ne serions pas près d'aboutir. Il y a mieux à faire dans l'intérêt de la ville de Bar.

Dans la banlieue même, toujours sur la rive gauche de l'Ornain, nous ne trouvons rien encore. La source de **Velaines** donne 10 litres à l'étiage ; 9 sont pris par la commune. **A Tronville** le Brabant donne 9 litres en basses eaux, la commune ainsi qu'une usine en prennent une partie. Le reste ne nous suffirait pas. A Guerpont, il y a 4 litres 1/2 à l'étiage ; rien à faire par conséquent. A Tannois, 8 litres 1/2 (nous parlons toujours des basses eaux). Ils sont en partie utilisés par le moulin et les lavoirs, ensuite la commune va faire une captation pour l'alimentation du village. Rien encore pour nous désaltérer. Et quant à la fontaine d'Etu à **Savonnières** que donne-t-elle ? à l'étiage 4 litres 1/2 ; en débit ordinaire 25 litres. En basses eaux tout est pris ; en débit ordinaire un lavoir et un abreuvoir absorbent 10 litres ; le trop plein sert aux irrigations. On avait maintes fois proposé d'acheter cette source et de la distribuer aux casernes : on le voit, c'est matériellement impossible.

Sur la rive droite, c'est encore à **Gondrecourt** qu'il serait nécessaire d'aller rechercher la source de Poron-Fontaine et les sources environnantes ; 30 litres à l'étiage, 150 litres en débit ordinaire. Mais à quelle distance de Bar ! Ces sources alimentent l'Ornain pendant les grandes sécheresses ; que de réclamations, que de procès si nous venions à priver tous les riverains immédiats du mince filet d'eau qui persiste dans la saison chaude ! A part cette source, nous ne trouvons rien d'utilisable. Ni à **Willeroncourt, Salmagne, Tronville. Loisey, Géry, Culey. Resson,** nulle part enfin aux portes de Bar il n'existe de source suffisante à notre consommation. La fontaine de **Popey** donne 4 litres à l'étiage, 10 litres en débit ordinaire ; elle sert aux irrigations. Seule la source de Fains qui, après plusieurs mois de sécheresse, donne encore 45 litres à la seconde et qui, en hiver débite plus de 500 litres répond à toutes les conditions voulues pour l'alimentation d'une ville de 18 000 habitants. Par voie d'exclusion, on est ainsi conduit à affirmer que la seule solution possible, pratique, la seule solution qui terminera heureusement toutes nos difficultés c'est de conserver ce qui est.... mais en l'améliorant largement.

Si la source de Fains a été jadis captée, c'est parce que l'on n'a rien trouvé de mieux et cependant ce n'est pas faute d'avoir cherché partout. En effet, lorsqu'on eut enfin compris que les habitants de Bar ne devaient pas boire l'eau des puits contaminés par les puisards et les fosses d'aisances, on s'est mis à l'œuvre et l'on a fait, de tous côtés, des recherches. C'est ainsi qu'en 1865 on veut, pour la Ville-Basse, capter la fontaine de Parlemaille, mais celle-ci ne donne que 5 l. 1/2 à la seconde. Pour la Ville-Haute, on songe à la fontaine Bourrot, mais elle ne donne que 0 lit. 50 à l'étiage. En 1866, on se décide à forer un puits artésien au bout de la Rochelle, on creuse pendant 2 ans, on va jusqu'à 350 mètres ; pas d'eau ; coût 62 000 francs ! En 1874, on fait une tranchée dans la vallée de Naives ; rien encore. En 1879, on a l'idée de prendre l'eau de l'Ornain à Savonnières, après filtration sur les graviers ; on réussit à grand peine à obtenir 6 à 7 litres à la seconde. C'est alors qu'on est amené à capter la source de Fains. Toute cette étude rétrospective a été faite par l'un de nos collègues, M. Kuss, et cet intéressant travail sera publié in extenso comme complément de ce rapport.

Est-il possible maintenant, comme nous l'avons entendu proposer, d'aller faire des sondages dans le Haut Juré ou sur le plateau de Combles, en amont de ce village, pour y rechercher la nappe d'eau souterraine, la capter (si on la trouve !) et l'envoyer ici ? n'est-ce donc pas assez des 62 000 francs qui sont enfouis dans le trou de la Rochelle ? et sommes-nous assez riches pour nous payer le luxe de nouvelles recherches faites sans bases scientifiques, pour ainsi dire au petit bonheur ?

Faisant appel à tous ses concitoyens, désireuse de donner une preuve (superflue, nous aimons à le croire) de sa bonne foi comme de sa bonne volonté, la Commission avait ouvert le 19 Février 1900 une enquête qui, dans sa pensée, devait être aussi large que possible. Pas un barrisien n'a demandé à être entendu ; pas un barrisien n'a envoyé de mémoire ni même de simple note. Nous clôturons aujourd'hui cette enquête sans résultat.

L'eau de Fains, la Commission l'a prouvé amplement, ne constitue pas, du moins dans les conditions actuelles, une boisson présentant pour la santé publique toutes les garanties d'une eau réellement potable.

Par l'expérience du 25 Janvier 1900, la Commission a démontré que les eaux résiduaires de Combles, toutes ou presque toutes et de toutes natures, se déversent dans la source de Fains. Le bétoir de la propriété Sainsère est l'égoût collecteur de Combles et, trois heures après qu'elles y sont parvenues, ces eaux impures apparaissent à Fains. L'expérience a été aussi nette, aussi concluante que possible. Certes il y a là une situation intolérable : le projet de la Commission permet d'écarter, pour toujours, cette cause principale de la pollution de notre source.

Par l'expérience du 27 Février suivant, la Commission a démontré que, actuellement du moins, nous n'avions rien à craindre du village de Véel : les eaux de cette commune se dirigent au sud-ouest de notre source.

Par l'expérience du 10 Mars 1900, la Commission a démontré aussi que le bétoir de Véel qui reçoit les eaux superficielles des champs et des terrains marécageux situés au sud du village communique avec la source de Fains. Ce bétoir sera aveuglé.

Par l'expérience du 25 Mai, la Commission a démontré encore que la source de Fains n'est pas une réapparition de l'Orge, comme on l'affirmait sans raison, mais avec ténacité

Elle a au contraire donné la preuve mathématique que la quantité d'eau tombant annuellement sur le plateau de 80 à 100 kilomètres carrés compris entre l'Ornain et la Saulx, d'une part, les vallées de Véel et de Montplonne, de l'autre. suffit pour alimenter toutes les sources qui en émergent, la vaste forêt du Haut-Juré concourant à maintenir la nappe d'eau souterraine.

Enfin elle a démontré par l'expérience du 25 Juillet 1900 qu'il n'y avait aucun parti à tirer pour l'amélioration de la distribution d'eau potable dans la ville de Bar-le-Duc de ces grottes de Combles, où la tradition, comme les affirmations répétées des visiteurs, voulaient qu'il y eût une véritable rivière souterraine.

Le terrain étant ainsi déblayé, la seule conclusion logique apparait évidente : pour remédier aux causes de contamination de notre source il n'y a qu'un moyen, un seul, celui que nous avions indiqué dès les premiers jours, c'est le détournement des eaux résiduaires de Combles.

Le service des Ponts et Chaussées a étudié la captation de ces eaux résiduaires et la construction d'une rigole à ciel ouvert destinée à les amener dans la vallée secondaire qui se développe au S.-O du village de Véel dans la direction de Trémont.

« Le tracé de cette rigole, dit le rapport joint au projet, a
« son origine à l'aval de la mare qui reçoit toutes les eaux du
« village et s'embranche sur la rigole maçonnée qui, actuelle-
« ment, les conduit au bétoir situé dans la propriété Sainsère,
« traverse deux fois le chemin vicinal n° 46 de Combles à
« Véel et va aboutir au fossé qui borde le bois communal des
« Haies de Véel. A partir de ce point, les eaux seront aban-
« données à elles-mêmes : elles se répandront dans la prairie
« et iront après un long parcours à ciel ouvert, qui achèvera
« la combustion des matières organiques ou organisées,
« rejoindre le ruisseau qui coule dans la vallée, en aval de la
« source alimentaire du village de Trémont. »

La profondeur de la rigole sera de 1ᵐ.00 et sa largeur variera, selon la pente, entre 0,70 et 1ᵐ.00, ce qui correspond à un débit théorique à pleins bords de 2ᵐᶜ600 à la seconde ; sa longueur sera de 2 km 342 mètres. Le projet prévoit encore divers travaux secondaires : pavage de la partie aval de la mare de Combles, où croupissent actuellement les eaux du village (travail qui permettra de nettoyer facilement et de diminuer, par suite, l'infection des eaux évacuées) ; création d'un embranchement destiné à recueillir les eaux très peu abondantes qui se déversent dans le bétoir situé près du chemin de Combles à Véel ; comblement de ce bétoir.

La dépense est évaluée à 20.000 francs environ, y compris les acquisitions de terrains ainsi que les indemnités à donner.

Cette dépense est sans doute un peu forte pour les finances

de la ville, mais, fût-elle plus élevée encore, il n'y a pas à tergiverser. Nous demandons donc instamment à la Mairie de Bar-le-Duc de soumettre le projet au Conseil municipal afin qu'on puisse, le plus tôt possible, commencer les formalités d'enquêtes, toujours si longues.

La saison s'avance et ce n'est certainement pas avant le printemps prochain qu'il sera possible de commencer ces indispensables travaux. Que nos concitoyens veuillent bien d'ailleurs patienter encore un peu, car lorsque tous ces travaux seront terminés, lorsque toutes les eaux résiduaires de Combles (eaux ménagères, purin, urines, etc., etc.) ne s'écouleront plus dans notre source, l'eau de Fains ne sera pas, du jour au lendemain l'eau la plus pure de France. Voici pourquoi : les parois des conduits souterrains où circule notre eau sont en effet tapissées d'incrustations de matières organiques accumulées depuis des années. C'est petit à petit que cette souillure disparaîtra, comme elle a mis lentement à s'établir. Les grandes pluies auront un effet bienfaisant en amenant des torrents d'eau qui lessiveront et entraîneront les incrustations nocives et, dans un avenir peu éloigné, l'eau de Fains sera, dans tout son parcours souterrain, préservée de contacts impurs. Telle est la vérité qu'il faut dire et il n'est au pouvoir de personne de faire ni mieux ni plus vite.

En terminant, la Commission tient à réfuter deux objections qui se présenteront sans doute à l'esprit de ceux qui étudient cette affaire avec quelque attention. Voici la première objection :

« Pourquoi ne pas réunir plusieurs des petites sources « d'amont, à droite et à gauche de l'Ornain, dans la petite « banlieue de Bar, pour les envoyer ensuite à la Ville? »

D'abord ce serait compliquer pas mal le problème que d'avoir toute une série de canalisations branchées les unes sur les autres et puis la plupart de ces sources sont à une altitude de 237, 225, 214, même de 200 mètres. Or le seuil de la place Saint-Pierre est à 239 mètres et ce n'est pas là, il s'en faut, le point le plus élevé de la ville. Le réservoir de Naga est beaucoup plus haut. Une usine élévatoire serait toujours nécessaire,.... comme à Fains tout simplement.

La deuxième objection est celle-ci : « Que ferez-vous des « eaux résiduaires quand elles arriveront dans le petit vallon « de la Saulx que vous avez choisi ? Ne craignez-vous pas de « contaminer la source de Trémont ? Ne redoutez vous pas « des réclamations et des procès de la part de la commune « de Trémont ? » On voit que nous ne dissimulons rien et que nous exposons dans toute leur netteté les arguments de nos contradicteurs.

Si nous avons affaire à des propriétaires intelligents, ils seront ravis de l'épandage que nous allons entreprendre et, sans vouloir leur demander de nous payer le limon fertilisateur que nous leur apporterons, au moins avons-nous le droit d'espérer qu'ils comprendront que leurs champs et leurs prés acquerront plus de valeur par l'engrais fécondant qui y sera conduit et, par suite, qu'ils ne feront aucune difficulté pour recevoir les eaux du village de Combles. Est-ce que l'expérience n'a pas déjà été faite à Achères et à Gennevilliers ? Est-ce qu'elle n'est pas concluante ?

Quant à une pollution de la source de Trémont qui fournit d'ailleurs une eau excellente (l'analyse chimique et bactériologique en a été faite en 1894) nous ne la redoutons nullement pour les motifs suivants :

L'eau de Trémont ? mais c'est tout simplement l'eau de Fains.... quand elle sera purifiée. Nous nous expliquons plus clairement.

De la rivière souterraine qui vient sourdre à Fains, par de nombreux orifices (Source Mourot, de Nettancourt, des Éventails, etc.) se détachent **en amont de Combles** deux embranchements importants, l'un à droite, c'est la fontaine Bourrot; l'autre à gauche, c'est le ruisseau de Trémont. Notre source, à nous habitants de Bar, est polluée **après** la traversée de Combles, **en aval de ce village**. Lorsque nous aurons détourné ces eaux résiduaires, si funestes, il n'y aura plus aucune différence entre ces trois sources qui proviennent de la même origine. Si les sources Bourrot et de

Trémont provenaient d'une région **en aval** de Combles,
elles auraient été colorées dans toutes nos expériences, ce
qui n'a jamais eu lieu. Comment donc serait-il admissible
que l'épandage fait au-delà du ruisseau de Trémont puisse
contaminer l'eau potable de cette commune (telle qu'elle est
actuellement captée)? C'est matériellement impossible. Si
donc les habitants de Trémont, mal renseignés, réclament :
n'en ayons cure. Ils seront obligés de prouver que nous leur
nuisons : cette preuve, nous sommes convaincus qu'ils ne
pourront jamais la fournir.

La Commission technique et médicale est arrivée au terme
de ses travaux ; elle espère avoir fait une œuvre utile. Abandonner la source de Fains serait une sottise et nous ne
sommes pas assez riches pour renoncer aux travaux de nos
devanciers. Plus heureux qu'eux-mêmes, ayant en mains des
moyens d'investigation et d'analyse qu'ils ne possédaient pas,
nous avons la bonne fortune de pouvoir amender ce qu'ils
ont commencé. Mais au moins rendons-leur justice : il leur
était impossible de faire autrement que de capter la source
de Fains puisque, à moins d'aller au loin, très loin, et de
dépenser beaucoup d'argent, nous sommes tout autour de
Bar assez déshérités au point de vue hydrographique. La
source de Fains est une source intarissable ; elle sera bonne
plus tard, après tous les travaux que nous proposons, aussi
bonne que possible, car où donc est, dans nos terrains cal-
caires, la source irréprochable? Nous autres, membres de la
Commission, nous nous réjouissons de penser que, dans un
avenir prochain, grâce aux travaux que nous proposons,
nous ne verrons plus jamais ces épidémies de fièvre typhoïde
qui, avec raison d'ailleurs, ont éveillé l'attention de tous
ceux qui aiment Bar-le-Duc et s'intéressent à l'hygiène de
notre ville.

Fait et délibéré par la Commission, les jours, mois an
que dessus.

Le Secrétaire,

Dr FICATIER.

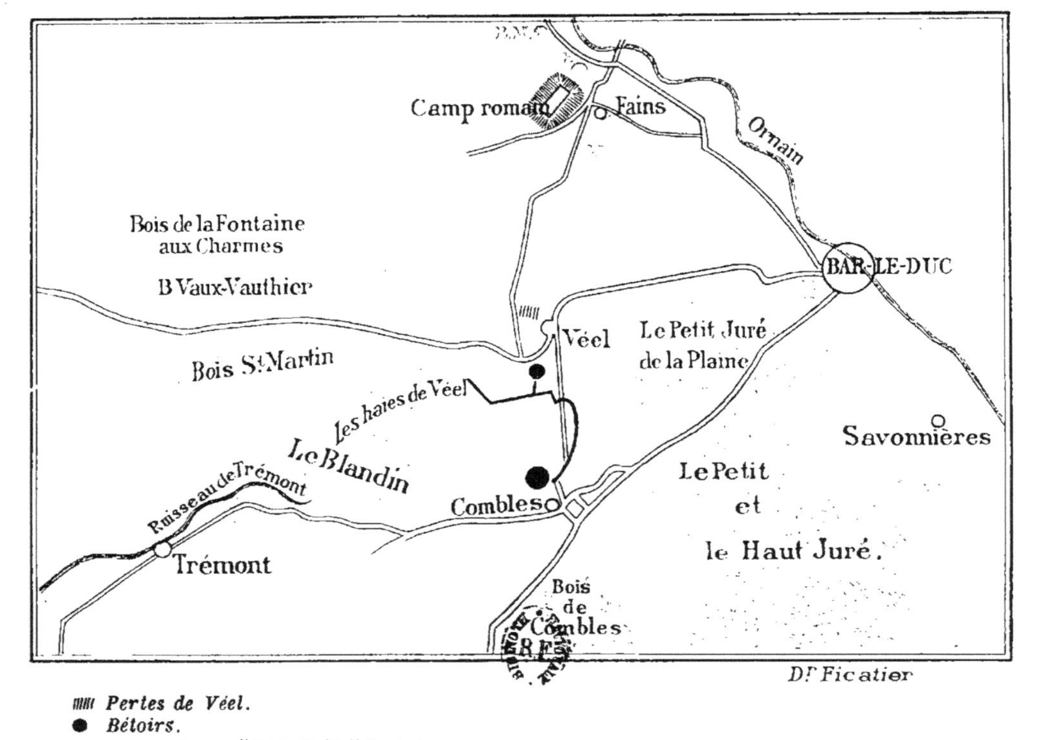

Camp romain
Fains
Ornain
BAR-LE-DUC
Bois de la Fontaine aux Charmes
B Vaux-Vauthier
Véel
Le Petit Juré de la Plaine
Bois St Martin
Les haies de Véel
Savonnières
Le Blandin
Le Petit et le Haut Juré.
Ruisseau de Trémont
Combles
Trémont
Bois de Combles
Dr Ficatier
Pertes de Véel.
Bétoirs.
Aqueduc projeté